Abdou-Rajack NDIAYE
Sosselem DOLO

A queda

Abdou-Rajack NDIAYE
Sosselem DOLO

A queda

Um fenótipo específico na África Subsariana

ScienciaScripts

Imprint

Any brand names and product names mentioned in this book are subject to trademark, brand or patent protection and are trademarks or registered trademarks of their respective holders. The use of brand names, product names, common names, trade names, product descriptions etc. even without a particular marking in this work is in no way to be construed to mean that such names may be regarded as unrestricted in respect of trademark and brand protection legislation and could thus be used by anyone.

Cover image: www.ingimage.com

This book is a translation from the original published under ISBN 978-620-6-69422-9.

Publisher:
Sciencia Scripts
is a trademark of
Dodo Books Indian Ocean Ltd. and OmniScriptum S.R.L publishing group

120 High Road, East Finchley, London, N2 9ED, United Kingdom
Str. Armeneasca 28/1, office 1, Chisinau MD-2012, Republic of Moldova, Europe
Printed at: see last page
ISBN: 978-620-6-51738-2

INTRODUÇÃO

A gota é a doença reumática inflamatória mais comum no sexo masculino em todo o mundo. É definida como uma artropatia microcristalina resultante da deposição de microcristais pró-inflamatórios de urato de sódio nos tecidos. É a consequência de uma hiperuricemia prolongada. A hiperuricemia raramente é acompanhada de gota. É definida como uma uricemia superior a 420 µmol/l (70 mg/l) nos homens e superior a 360 µmol/l (60 mg/l) nas mulheres. Quando a supersaturação de urato é atingida, formam-se cristais de urato monossódico (MSU) na articulação. Em alguns indivíduos, estes cristais desencadeiam uma resposta inflamatória auto-limitada, caraterística dos ataques agudos de gota [1,2].

No século V a.C., Hipócrates utilizou a palavra "podagra" para designar a gota. Esta palavra está na origem do termo francês "podagre", que designa a doença ou o doente de gota. O termo era, antes de mais, descritivo, uma vez que em grego significa "apanhado pelo pé", evocando a armadilha em que o animal é capturado (para designar o pé e agra a caça ou a captura). Esta contrapartida: foi no século IX que o termo gota foi introduzido na linguagem popular. A reuma (reumatismo ou corrimento) é comparada a um humor nocivo destilado "gota a gota" nas articulações e nos órgãos. O seu significado foi reduzido no século XV, com a palavra gota a corresponder à doença conhecida como podagre. No Renascimento, Ambroise Paré adoptou finalmente o termo "gota" em vez de podagre. Os ingleses utilizaram o termo "Gout", os italianos "Gotta", os espanhóis "Gota" e os alemães "Gicht". O século XVII marcou uma revolução na história da reumatologia com a classificação do médico parisiense Guillaume de Baillou, que distinguiu a gota de outros reumatismos e daquilo a que os anglo-saxónicos chamariam artrite. As descrições da gota são numerosas e antigas, mas uma das mais seminais é o tratado sobre o podagre de Thomas Sydenham, apelidado de Hipócrates inglês, publicado em 1683 (Tractatus de Podagra et

Hydrope). [76]

A gota foi também apelidada de "a doença dos reis". De facto, de Carlos Magno a Luís XIV, a gota abateu-se sobre os grandes nomes da história. [77]

Por vezes referida como uma doença antiquada, a gota era considerada no século XIX como responsável por todos os males (gout remontée). Outros viam-na como uma doença merecida, ligada ao excesso de comida e à devassidão, mas também como uma doença benigna. [78]

A gota está longe de ser uma coisa do passado; na verdade, é uma doença reumática que está novamente a aumentar. Na Europa Ocidental, cerca de 5% da população sofre de gota. Estes números estão em parte ligados ao aumento geral das taxas de obesidade e a outros factores genéticos e ambientais. Embora, no imaginário coletivo, a gota esteja associada à opulência e a refeições muito calóricas, existem outros factores de risco. [77]

A prevalência e a incidência da gota têm vindo a aumentar de forma constante nos últimos quarenta anos. O tratamento da doença nem sempre é fácil, sobretudo nos idosos, devido às frequentes comorbilidades. Poucos estudos foram consagrados à gota no Senegal.

EPIDEMIOLOGIA

O perfil epidemiológico da gota foi estabelecido no Ocidente através de estudos hospitalares e inquéritos populacionais. As estimativas da prevalência da gota variam entre 1 e 1,5%, o que a torna a artrite inflamatória mais frequente. Nos Estados Unidos, o National Health Interview Survey fornece informações sobre a prevalência da gota estimada apenas com base no auto-relato. A prevalência da gota na população em geral, medida ao longo dos anos por este mesmo método, passou de 4,8 ‰ em 1969 para 9,4 ‰ em 1996 para o conjunto da população [3]. Recentemente, a análise do NHANES (National Health and Nutrition Examination Survey) estimou a prevalência da gota nos EUA, na população com 20 anos ou mais, em 3,9% em 2007-2008, enquanto que, nesta mesma base de dados, foi estimada em 2,7% no inquérito realizado entre 1988 e 1994, o que sugere que a prevalência da doença continua a aumentar nos EUA [4].

Em Inglaterra, entre 1970 e 1990, a prevalência da gota aumentou de 0,3% para 1% da população total. Entre 2000 e 2005, a população com gota aumentou para 1,4%. Este aumento da prevalência da gota afectou também a Nova Zelândia, nomeadamente os Maori, a China e Taiwan [5]. Um dos estudos epidemiológicos mais importantes é o estudo de 2005 de Annemans e colaboradores [6], realizado na Alemanha e na Grã-Bretanha. Em França, não existem dados epidemiológicos em grande escala sobre a doença gotosa. Este estudo retrospetivo de 5 anos de dados de 2,5 milhões de doentes na Grã-Bretanha e 2,4 milhões na Alemanha mostrou uma prevalência de gota de 1,4%. Mais de 80% dos doentes com gota eram do sexo masculino. A idade média era de 66 anos na Grã-Bretanha e de 63 anos na Alemanha. Na Grã-Bretanha, a principal comorbilidade foi a obesidade (27,7%), enquanto na Alemanha foi a diabetes (25,9%). Este estudo tem um poder estatístico muito interessante. No entanto, continua a ser retrospetivo, baseado em dados de clínicas gerais. A prevalência entre os dois países é equivalente, o que reflecte uma boa fiabilidade dos resultados obtidos. Todos os estudos mostram um aumento muito significativo da prevalência da gota nas últimas décadas: Na Nova Zelândia, a prevalência aumentou quase dez vezes em 30 anos, de 3/1000 em 1958 para 29/1000 em 1992 na população de origem europeia, e quase duplicou na população Maori, de 27/1000 para 64/1000 (estudos aleatórios) [7-8].

- Nos EUA, o estudo de Wallace e associados [9] mostra uma prevalência que quase duplicou em 10 anos, de 2,9/1000 em 1990 para 5,2/1000 em 1999. O estudo de Lawrence e colaboradores [10], baseado no National Health Interviews Surveys (NHIS), mostra uma prevalência que quase duplicou em 20 anos: 4,8/1000 em 1969 e 8,4/1000 em 1992, com um pico de prevalência de 9,9/1000 entre 1983 e 85.

- Na Grã-Bretanha, a prevalência aumentou 7 vezes, com uma prevalência de 2,3/1000 em 1975 e [11] 14/1000 em 2005[6]. Um estudo mais recente publicado em janeiro de 2015, baseado no Clinical Practice Research Datalink (CPRD), estimou a prevalência da gota na Grã-Bretanha em 1997 e depois em 2012: passou de 1,52% em 1997 para 2,49% em 2012, um aumento significativo de 63,9%[12].

Na África do Sul, a idade média é de 54,3 anos para os homens e 55,3 anos para as mulheres, com um rácio de sexo de 3,3/1. Quanto à incidência da gota, vários estudos mostram um aumento desde os anos 50 até 1990 e uma relativa estabilização desde os anos 90/2000. De acordo com o estudo de Arromde e colaboradores [13], baseado no Rochester Epidemiology Project, comparando a incidência de gota entre 77/78 e 95/96 na cidade de Rochester, Minnesota, esta aumentou de 45/100.000 por ano para 62,3/100.000 por ano. O rácio geral entre os sexos entre os dois períodos manteve-se estável em 3,3. A incidência de gota primária aumentou mais de 2 vezes entre os 2 períodos, com significância estatística (p=0,002). O estudo de Kuo e colaboradores [12], analisando dados do CPRD do Reino Unido, mostrou uma incidência de gota de 1,36/1000 por ano em 1997 e 1,77/1000 por ano em 2012, um aumento de 29,6%. O rácio geral entre os sexos diminuiu de 3,4 para 3, o que reflecte um aumento da incidência na população feminina. O estudo de Elliot, baseado em dados do Royal College of General Practitioners entre 1994 e 2007, mostra uma incidência estável de gota durante este período, tanto em homens como em mulheres. [14]

FISIOPATOLOGIA

II.1 Hiperuricemia

A hiperuricemia é definida pela concentração sérica de ácido úrico acima da qual existe um risco de gota: esta é de 360 µmol/l em homens e mulheres, de acordo com a Liga Europeia Contra o Reumatismo (EULAR) [15]. O risco de doença sintomática aumenta com a hiperuricemia persistente. O ácido úrico é o produto final do metabolismo das purinas no ser humano, que perdeu a uricase necessária para o oxidar a alantoína durante a evolução [16]. Existem 3 mecanismos de entrada do ácido úrico: purinossíntese de novo, catabolismo dos ácidos nucleicos celulares e catabolismo dos ácidos nucleicos da dieta:

- **Purinossíntese de novo**

O núcleo de purina é inteiramente elaborado, essencialmente no fígado, a partir de fragmentos de moléculas simples abundantemente disponíveis no organismo (bicarbonato e aminoácidos, incluindo a glutamina). Estes "precursores" ligam-se ao fosfo-ribosil-pirofosfato (PRPP), que actua como dador de ribose-fosfato. O PRPP, por sua vez, é formado a partir de ATP e ribose 5-fosfato pela fosfo-ribosil sintetase. Na primeira fase, a glutamina é ligada ao PRPP para formar fosfo-ribosilamina (PRA), sob a ação de uma aminotransferase específica. Esta primeira etapa é irreversível. O núcleo de purina é então formado em etapas sucessivas. Este transporta sempre o fosfato de ribose original. Assim, a primeira etapa não dá origem a uma base purina, mas a um nucleótido: o ácido inosínico (IMP). Este é o centro do metabolismo das purinas e é transformado em AMP e GMP, que são incorporados em moléculas complexas de ácidos nucleicos. [79]

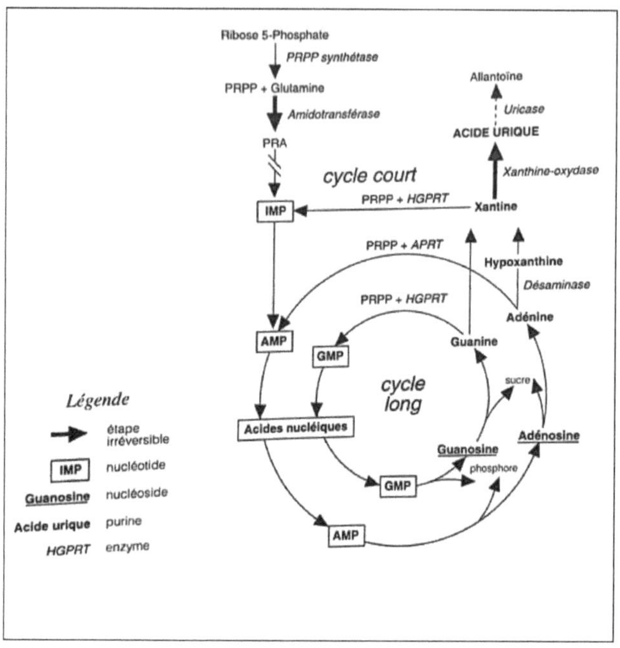

Figura 1: Diagrama do metabolismo do ácido úrico

•Catabolismo dos ácidos nucleicos endógenos

É o catabolismo dos ácidos nucleicos celulares. Como todas as proteínas do organismo, estes ácidos nucleicos são constantemente renovados, sendo depois decompostos em nucleótidos de purina, em seguida em nucleósidos e, por fim, em bases purínicas, que podem ser transformadas em ácidos úricos ou reutilizadas para a síntese de novos nucleótidos, o que é muito menos dispendioso do ponto de vista energético do que a síntese de novo. O ciclo metabólico longo é designado por ciclo "longo", por oposição ao ciclo "curto", que passa diretamente dos nucleótidos resultantes da síntese de novo para as bases purínicas. O ciclo longo é quantitativamente o mais importante em condições normais em termos de produção de ácido úrico.

•Catabolismo dos ácidos nucleicos exógenos (dietéticos)

De um modo geral, todas as proteínas são "purinogénicas", mas certos alimentos "purinofóricos" são particularmente ricos em nucleoproteínas. Após sucessivas degradações digestivas, as bases purínicas libertadas podem ser utilizadas para construir novos nucleótidos ou transformadas em ácido úrico por desaminação oxidativa. Desta forma, a guanina produz xantina, enquanto a adenosina produz hipoxantina. A hipoxantina é transformada em xantina e a xantina em ácido úrico. Estas duas últimas etapas são efectuadas pela xantina oxidase, a enzima inibida pelo alopurinol. No homem, o ácido úrico é o último termo do catabolismo, uma vez que não possui a enzima uricase, que permite a sua decomposição em alantoína. [79]

•Regulação da purinossíntese

A síntese de nucleótidos é essencialmente uma retroação negativa da amidotranferase: a taxa de síntese de nucleótidos regula a síntese de novo em função das necessidades. Estes nucleótidos podem provir diretamente desta purinossíntese, mas também da recombinação de uma base purina com o PRPP graças à hipoxantina-guanina-fosforibosil-tranferase (HGPRT) ou à adenina-fosfo-ribosil-tranferase (APRT), consoante a base purina[79].

•Eliminação do ácido úrico

- Uricólise

A uricólise digestiva envolve vinte a vinte e cinco por cento do ácido úrico. Esta proporção de ácido úrico é descarregada no intestino pelas secreçõcs do trato digestivo. As bactérias intestinais, dotadas de uricases, degradam então o ácido úrico em alantoína, que é eliminada por via fecal. A uricólise intratissular também é possível, mas a sua quantidade é negligenciável.

- Eliminação renal

Os níveis de ácido úrico livre (uratúria) são em média 750mg/d (4414 μmol). A depuração do ácido úrico é de 8mg/min (0,13mg/s). Na urina, o ácido úrico é ionizado e os uratos estão presentes em proporções variáveis de acordo com o pH. Quanto mais básico for o pH, mais o equilíbrio se desloca para a forma ligada. Esta forma ligada é 17 vezes mais solúvel do que a forma ionizada. A acidez urinária favorece a litíase úrica, uma vez que a forma ionizada, menos solúvel, aumenta em detrimento da forma ligada, mais solúvel.

A filtração glomerular é classicamente estimada em 95% do ácido úrico plasmático. A reabsorção tubular é confirmada pelo facto de a depuração do ácido úrico ser muito inferior à depuração da creatinina. Esta reabsorção tem lugar no túbulo proximal através de um mecanismo de transporte ativo. A secreção tubular é também evidenciada pela existência de hipouricémia, com a relação entre a depuração do ácido úrico e a depuração da creatinina superior a 1. Esta secreção tubular explica os efeitos inversos de certos fármacos, consoante a dosagem utilizada (Aspirina, Fenilbutazona, Probenecide): em doses baixas, estes fármacos reduzem a secreção tibular, diminuindo assim a uratúria por redução da reabsorção do ácido úrico[79].

• **Mecanismos da hiperuricemia**

A hiperuricemia é uma anomalia biológica caracterizada por um nível anormalmente elevado de ácido úrico circulante no sangue, que por si só não indica doença. No entanto, a hiperuricemia é uma condição necessária ou, pelo menos, suficiente para o aparecimento da gota. Esta hiperuricemia é definida por um nível de ácido úrico no sangue superior a 70mg/l (412 μmol/l). As razões são as seguintes:

-Razão bioquímica: limita a saturação do ácido úrico no plasma

-Razão clínica: os níveis de ácido úrico nas pessoas que sofrem de gota são quase sempre iguais ou superiores a 70 mg/l.

Razão estatística: como o limite da norma é definido como a média ± 2 desvios-padrão, obtêm-se novamente valores próximos de 70 mg/l com o ensaio enzimático da uricase. **[79]**

II.2 Acesso gotoso

Os neutrófilos e os monócitos/macrófagos são os principais intervenientes celulares na reação inflamatória aguda do microcristalino. O ataque agudo é desencadeado da seguinte forma: A reação inflamatória nas articulações é desencadeada pela presença de microcristais de urato de sódio (UMS) na cavidade articular [17]. Estes cristais infiltram-se na sinóvia e são libertados na cavidade sinovial.

É composto por várias fases [18] [19] (ver Figura 2):

1) Irrupção intra-articular de cristais da cartilagem ou de depósitos sinoviais;

2) Fase de ativação das células da membrana sinovial e produção de citocinas e quimiocinas pró-inflamatórias;

3) Fase de estimulação das células endoteliais capilares e dos mastócitos ;

4) Fase de recrutamento sinovial de monócitos do sangue e PNN articular;

5) Fase de amplificação da reação seguida de **(6)** Resolução espontânea **[20]**.

Os microcristais podem ativar as células de duas formas:

- Fagocitose de cristais de UMS por macrófagos e depois por PNNs, induzindo a libertação de enzimas lisossomais e a ativação de citocinas pró-inflamatórias.

- Por interação direta entre as células e os cristais nus, não revestidos de proteínas (ligação eletrostática ou ligação direta a um recetor de membrana) ou cristais revestidos de proteínas (proteína adsorvida na superfície do cristal, como o CD14, activando depois vias de sinalização como as proteínas G, Src tirosina-quinases, etc.) **[21]**.

•Inflamassoma e início da resposta inflamatória:

A Interleucina-1β e o Inflamassoma desempenham um papel fundamental no acesso gotoso **[22, 23]**. A produção e ativação da Interlekin-1β ocorre em três passos:

1) Os receptores do tipo NOD (principalmente NALP3) formam o complexo Inflammasome. A presença de cristais de UMS leva à formação do inflamassoma, induzindo a ativação da caspase-1. A caspase-1 activada induz a produção do precursor da interleucina-1ß **[23]**.

2) Produção de um precursor pro-Il-1β através da ação do Nf-kB (Fator Nuclear KappaB, uma proteína da família de transcrição envolvida na resposta

imunitária).

- Este precursor pr-Il-1β sofre uma maturação para dar Il-1β graças à caspase-1, que já foi activada pelo inflamassoma. Esta interleucina-1β é a enzima principal.

- Amplificação da reação inflamatória :

Quando a inflamação é desencadeada por Il-1β, os monócitos do sangue e os mastócitos residentes são as primeiras células activadas na cadeia de inflamação [**18, 19**]. Estes secretam histamina, citocinas inflamatórias (TNFα e Il-1β) e outras Il-1β. Estas activam as células endoteliais e promovem o recrutamento de PNN. Os PNN intra-articulares são atraídos por um gradiente quimiotático (C5a e Il-8). A interação PNN-cristal e a fagocitose são responsáveis pela amplificação do fenómeno inflamatório.

- Resolução espontânea da inflamação aguda :

Os macrófagos e os monócitos são as células que regulam a resposta inflamatória. Dependendo do seu estado de diferenciação, os fagócitos podem alterar o equilíbrio entre um estado assintomático e uma inflamação aguda, e vice-versa [**18**] [**19**]. Esta mudança de estado ou "switch" monócito/macrófago é acompanhada por uma perda de capacidade para produzir citocinas pró-inflamatórias (IL-1, IL-6, TNF-α) e, inversamente, para ganhar a capacidade de segregar citocinas anti-inflamatórias (IL-10, TGF-β) após a fagocitose de cristais de UMS [**20**].

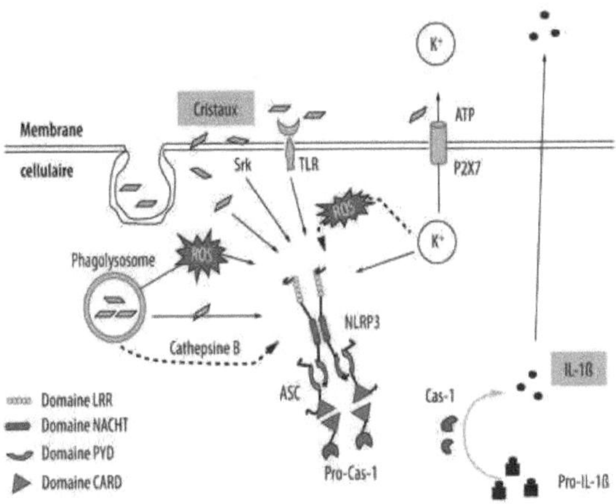

Figura 2: Cadeia de ativação inflamatória durante um ataque gotoso

II.3 Inflamação crónica e ativação dos condrócitos

A artropatia gotosa com tofos intra e periarticulares desenvolve-se após anos de hiperuricemia não tratada. O tofo é rodeado por uma reação granulomatosa, que conduz a uma sinovite crónica e à destruição do osso e da cartilagem. Foi identificada a presença de monócitos em diferentes fases de evolução: monócitos recentemente migrados em torno de vasos, macrófagos residentes organizados em granulomas. Expressam TNF-α e metalo-proteases (MMP-2 e MMP-9) **[24]**. Dalbeth et al descreveram macrófagos CD 68+ que expressam Il-1 e TGF-1 no primeiro anel de células que circundam o tophus **[25]**. Os investigadores também especularam que são activadas vias fisiopatológicas adicionais: ativação da osteoclastogénese (destruição óssea) **[25]**, inibição da atividade dos osteoblastos **[26, 27]**, ligação entre a inflamação crónica proporcional à massa de tofos e o desenvolvimento de aterosclerose.

IDENTIFICAÇÃO DE FACTORES DE RISCO E COMORBILIDADES DA GOTA

III.1 Factores genéticos

Nos últimos anos, registaram-se avanços consideráveis na nossa compreensão da base genética da hiperuricemia e da gota, e dispomos agora de informação suficiente sobre os genes identificados como importantes no aparecimento da hiperuricemia. Num estudo recente de gémeos americanos do sexo masculino, os autores não encontraram qualquer diferença na prevalência da gota entre gémeos monozigóticos e dizigóticos. No entanto, os gémeos monozigóticos tinham duas vezes mais probabilidades de ter hiperuricemia do que os gémeos dizigóticos (53% vs. 24%).

%). Estes resultados levaram os autores do estudo a concluir que a hiperuricemia era determinada geneticamente, enquanto o desenvolvimento da gota estava ligado a factores ambientais. A maioria dos genes identificados está envolvida na excreção ou reabsorção de urato no túbulo renal [30].

O gene SLC22A12 codifica a proteína URAT1 (Human Urat transporter 1), que actua em conjunto com outros transportadores. Este gene é importante no controlo da reabsorção de ácido úrico no túbulo renal proximal. Um polimorfismo neste gene foi associado à subexcreção de ácido úrico e à hiperuricemia em alemães caucasianos [31].

No que diz respeito ao gene SLC2A9 que codifica a proteína GLUT9, que é um transportador de glicose e frutose, mas também de ácido úrico no túbulo renal proximal, a associação entre um polimorfismo do SLC2A9 e hiper uricemia ou gota foi confirmada num estudo que comparou genomas completos em 3 coortes [32].

O estudo identificou igualmente dois genes associados, o ABCG2 (um transportador de efluxo de ácido úrico nas células dos túbulos colectores) e o SLC17A3 (que codifica o NPT4, um co-transportador Na/P no túbulo proximal). A descoberta destes genes e a influência do seu polimorfismo nos níveis de ácido úrico poderiam permitir estabelecer um score de probabilidade para o aparecimento da gota. A investigação sobre a suscetibilidade genética na gota é interessante, mas continua a ser difícil de dissociar nos idosos, devido à presença de numerosas comorbilidades (dietéticas, iatrogénicas, envelhecimento renal), e os estudos sobre a genética da hiperuricemia devem ser claramente orientados para indivíduos jovens, sem comorbilidades.

III.2 Hiperuricemia

A hiperuricemia foi identificada como o fator de risco mais importante no desenvolvimento da gota. O risco de gota aumenta com o grau e duração da hiperuricemia, e a frequência de ataques aumenta exponencialmente para uricemia acima de 420 µmol/l. Assim, num estudo prospetivo de 15 anos com 2.000 homens, a incidência anual de gota aumentou de 0,01% para ureia inferior a 420 µmol/l, para 0,09% para ureia entre 420 e 480 µmol/l, e para 4,9% quando a ureia excedeu 540 µmol/l [28].

No entanto, é preciso lembrar que apenas 10% dos indivíduos hiperuricémicos desenvolverão gota, o que sugere outros factores, ainda desconhecidos, no aparecimento desta doença.A hiperuricemia, por sua vez, é favorecida por outros factores como o uso de medicamentos como os diuréticos e a insuficiência renal, razão pela qual está frequentemente associada a outras doenças metabólicas [29].

III.3 Consumo de álcool

A ingestão de álcoois fortes, cerveja com ou sem álcool e refrigerantes ricos em frutose aumenta por vezes significativamente a uricemia. As cervejas são ricas em purinas, incluindo as cervejas sem álcool, que contêm guanosina [28].

No entanto, o nível de risco varia consoante os diferentes álcoois, sendo menor com o vinho e maior com a cerveja rica em guanosina do que com as bebidas espirituosas fortes. Praticamente todos os estudos demonstraram que o consumo de álcool aumenta a prevalência e a incidência da gota. Por exemplo, na coorte de

Framingham, a incidência de gota foi 3 vezes mais elevada nas mulheres e 2 vezes mais elevada nos homens para um consumo de álcool puro superior a 207 ml por semana. O risco relativo de gota nos homens, no American Health Professionals Follow-up Study, aumentou de 1,32 para o consumo de álcool de 10 a 15 g/d, para 2,53 para o consumo de mais de 50 g/d, particularmente para a cerveja (355 ml/d) e bebidas espirituosas fortes (44 ml/d); não houve aumento do risco com o vinho (118 ml) **[33]**.

III.4 **Medicamentos**

Vários medicamentos são regularmente incriminados na chamada gota medicamentosa. Entre eles, os diuréticos e a ciclosporina são os mais importantes. Outros, como o ácido acetilsalicílico (AA) em doses baixas, podem provocar hiperuricemia. Outras moléculas desempenham um papel mais anedótico. A lista destes medicamentos está resumida no **Quadro I [34]**.

Tabela I: Fármacos que induzem hiperuricemia **[34].**

Nome do medicamento	Hiperuricemia	A gota
Diuréticos	+	+
B-bloqueadores	+	-
Ácido acetilsalicílico (dose baixa)	+	-
Ciclosporina	+	+
Tacrolimus	+	+
Pirazinamida	+	+/-
Etambutol	+	+/-
Ritonavir	+	+

III.5 Insuficiência renal

Várias formas de doença renal podem afetar a eliminação urinária de ácido úrico. Mas a doença renal crónica é a principal causa de hiperuricemia secundária.

Apresenta-se sob duas formas:

-Litíase renal

A urolitíase está presente em 20-40% dos doentes com gota, mas pode também ocorrer em indivíduos sem qualquer manifestação articular. Dois factores essenciais estão envolvidos na génese da litíase úrica: a hiperuratúria > 600 mg/24h e, sobretudo, a hiperacidez urinária, que é constante nos doentes gotosos.

-Nefropatia gotosa

Ocorre em 10-20% das pessoas que sofrem de gota crónica. Trata-se de uma nefropatia intersticial crónica que pode ser consequência de litíase ou devido à precipitação de cristais de urato na medula renal. **[79]**

III.6 Síndrome metabólica

A gota fazia originalmente parte da síndrome metabólica. Foi encontrada uma forte associação entre a síndrome metabólica e a gota: um estudo que utilizou dados do Third National Health and Nutrition Examination Survey, realizado entre 1988 e 1994, comparou a prevalência da síndrome metabólica (definida de acordo com os critérios do National Cholesterol Education Program Adult Treatment Panel III) em indivíduos com gota com indivíduos controlados sem gota. Entre os que sofrem de gota, 62,8% tinham uma síndrome metabólica, em comparação com 25,4% em indivíduos sem gota (OR=3,05 2,01-4,61 IC 95%) **[35]**.

EXPRESSÃO CLÍNICA DA GOTA

A gota é   classicamente descrita em 3 fases: hiperuricemia assintomática, gota aguda e gota crónica ou tofácea. Os critérios de diagnóstico são simples: ataque agudo envolvendo o dedo grande do pé, noção de litíase e história familiar, curso progressivo do ataque com ou sem tratamento. O exame do líquido sinovial de urato de sódio é de grande interesse. Pode ser utilizado para identificar cristais de urato de sódio intra ou extracelulares altamente birrefringentes com extremidades pontiagudas. Estes cristais são dissolvidos pela uriquinase. Devem ser conservados numa solução hidroalcoólica após a punção. **[79]**

IV.1 Gota aguda

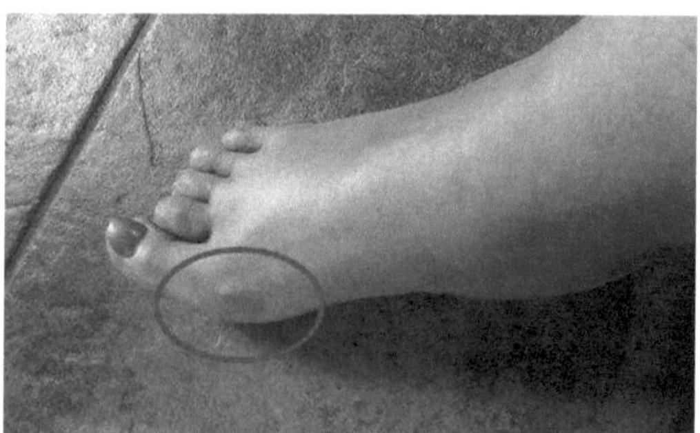

Figura 3: Ataque de gota (artrite da primeira articulação metatarsofalângica com articulação inchada, pele hiperestética e brilhante)

Ocorre geralmente após u m fator desencadeante, como comer ou beber em excesso, traumatismo ou medicação. Esta crise pode ser precedida de sintomas prodrómicos, como mal-estar, irritabilidade ou parestesias locais com formigueiro. É frequentemente rápida, durando em média entre 6 e 12 horas. Dor intensa e violenta, geralmente mono-articular (85%). Há um estigma inflamatório na articulação afetada, com tumefação intensa, associada a calor local e eritema acentuado. A dor é mais intensa durante a 2ª metade da noite. Por isso é conhecida como dor em "galo", agravada pelo contacto com o lençol, devido à significativa hiperestesia cutânea.Os sinais inflamatórios gerais caracterizam-se principalmente por febre, que pode atingir os 39°C **[15]**.

Geralmente, o primeiro ataque afecta o membro inferior (85-90% dos casos). O primeiro ataque envolve classicamente a primeira articulação metatarsofalângica **[36]**.

A progressão é espontaneamente favorável num prazo de 5 a 10 dias. Uma boa resposta após 48 horas de tratamento constitui um fator de diagnóstico adicional. Nos idosos, a gota tende a afetar as articulações interfalângicas distais dos dedos, já afectadas pela osteoartrose. Em termos de evolução, 60% dos doentes sofrerão um novo ataque no prazo de um ano após o primeiro. As recidivas das crises gotosas podem ser oligo ou mesmo poliarticulares, com uma topografia que se estende frequentemente aos membros superiores, nomeadamente às mãos e aos pulsos. Estas crises podem ser extra-articulares, assumindo a forma de bursite olecraniana ou pré-patelar, tendinite ou tenossinovite. A médio e longo prazo, as crises gotosas tendem a tornar-se menos frequentes mas cada vez mais prolongadas, com intervalos livres cada vez mais curtos.

Quadro II: Critérios de diagnóstico (EULAR 2006)

Recomendações para o diagnóstico da gota

• *Um ataque de gota é caracterizado por dor intensa, inchaço e sensibilidade que atinge o seu pico em 6-12 horas, com um eritema sugestivo mas inespecífico.*

• *No caso de uma apresentação típica, o diagnóstico clínico por si só é possível, mas não é definitivo na ausência de confirmação de cristais.*

• *A demonstração de cristais de urato no fluido ou um tophus fornece um diagnóstico definitivo.*

• *Recomenda-se a análise de microcristais em qualquer líquido articular de artrite indiferenciada.*

• *A identificação de cristais numa articulação assintomática pode levar a um diagnóstico num período inter-crítico.*

• *A gota e a artrite séptica podem coexistir, justificando o exame direto e a cultura se houver suspeita de infeção, mesmo na presença de microcristais.*

• *A uricemia não confirma nem exclui um ataque de gota, uma vez que alguns doentes hiperuricémicos nunca têm um ataque de gota e alguns doentes têm uma uricemia normal durante um ataque de gota.*

• *A uratúria deve ser avaliada em determinados doentes, nomeadamente em casos de história familiar, início precoce ou cálculos renais.*

• *Embora as radiografias sejam úteis para o diagnóstico diferencial e possam mostrar aspectos típicos da gota crónica, não são úteis para confirmar a gota aguda ou recente.*

• *Devem ser avaliados os factores de risco para a gota e as comorbilidades associadas, incluindo a síndrome metabólica (obesidade, hiperglicemia, hiperlipidemia e hipertensão).*

IV.2 Formulários clínicos

IV.2.1 Formas sintomáticas

- Ataque agudo de gota:

O ataque pode assumir uma forma pseudo-flegmonosa, levando a uma cirurgia desnecessária. Nestes casos, a história do doente, a existência de tophus, o carácter isolado da doença e a sua boa tolerância são factores importantes.

- Acesso ligeiro :

Trata-se da forma asténica, espontânea ou devida a um tratamento inadequado. O calor é suportável, o inchaço é moderado, mas dura geralmente mais tempo, deixando uma rigidez discreta.

IV.2.2 Formas topográficas :

Invulgarmente, a gota pode também afetar outra articulação. Por ordem de frequência, estas incluem o medio-tarsal, o tornozelo, o calcaneo-taliano, o joelho, o pulso, o dedo e o cotovelo. Também foram registadas outras articulações, incluindo o ombro e a articulação esternoclavicular. As localizações para-articulares, como a tendinite de Aquiles, a tendinite do pé de galinha, a talalgia plantar aguda ou a bursite retro-olecraniana e pré-patelar, são facilmente identificáveis, uma vez que são frequentemente acompanhadas por uma crise típica ou têm as características de uma crise. Outras formas descritas que são mais difíceis de relacionar com a gota são a flebite superficial, a faringite, a laringite, a parotidite, a orquite, a pericardite, a conjuntivite e a irite gotosa.

•Oligo ou artrite gotosa aguda:

Foram descritas formas que afectam várias articulações, sobretudo nos idosos (>60 anos) e nas gotas secundárias.

•Topografia da coluna vertebral

A topografia da coluna vertebral é caracterizada por um envolvimento axial, com dores inflamatórias na coluna vertebral, frequentemente lombares, que coexistem com tofos na zona da coluna vertebral.

IV.2.3   Queda antecipada :

O aparecimento de gota em homens jovens ou em mulheres na pré-menopausa deve suscitar a possibilidade rara de uma anomalia enzimática que conduza a um aumento da produção de ácido úrico. O gene correspondente a esta nefropatia foi localizado no braço curto do cromossoma 16. Os mecanismos enzimáticos envolvidos na hiperprodução de ácido úrico são uma deficiência de HGPRT, de glucose-6-fosfato ou de frutose-1-fosfato aldolase; ou, pelo contrário, uma hiperatividade de PRPP. No entanto, na deficiência em heterozigotia, a prevalência da frutose-1-fosfato aldolase é de 1/250. Neste grupo heterozigótico, uma em cada três pessoas desenvolverá gota. Por este motivo, a heterozigotia é uma causa frequente de gota familiar na deficiência de frutose-1-fosfato. [81]

IV.2.4   Gota feminina:

Rara antes da menopausa, é mais frequente nas idosas, nomeadamente devido à co-prescrição de diuréticos. Nas mulheres idosas, caracteriza-se por tofos localizados nos dedos sem artropatia, ou por lesões de osteoartrite digital. [85]

IV.2.5   Queda secundária :

As formas secundárias de gota ocorrem quando a dispurinemia está associada a uma causa específica.

Distinguimos :

- Hemopatia devida à lise celular. É o caso da policitemia gotosa, da leucemia, do mieloma, do linfoma e dos tumores sólidos tratados com agentes citolíticos.
- Insuficiência renal global devido a nefropatia de qualquer tipo.

A hiperuricemia é comum na insuficiência renal e pode eventualmente levar à gota, particularmente em nefropatias de longa duração, como a doença renal policística;

- Envenenamento por chumbo, com um mecanismo renal e hematológico

- Diuréticos: tiazidas, furosemida e ácido etacrínico

- Medicamentos antituberculose: Pirazinamida e Etambutol, que aumentam frequentemente a uricemia.

- Aspirina em dose baixa;

- Doenças como o mixedema, o hiperparatiroidismo, a psoríase, a sarcoidose, a intoxicação por berílio e a acidose diabética, em que o transplante seguido de prescrição de ciclosporina pode levar a uma hiperuricemia assintomática. A gota é uma complicação frequente (10-20% dos casos) e grave. Ocorre após o transplante de órgãos. Caracteriza-se pelo seu início precoce, pela sua gravidade, pelo curto espaço de tempo entre a gota sintomática e a hiperuricemia. **[84]**

IV.3 Gota crónica

A gota crónica instala-se após cerca de dez anos de evolução. Caracteriza-se, por um lado, pelo envolvimento poliarticular crónico e, por outro, pelo aparecimento de tofos. Na ausência de tratamento, a gota tofácea instala-se no prazo de 5 anos após o início da doença. É o caso de 30% dos pacientes **[36]**.

O envolvimento poliarticular manifesta-se por uma sinovite aguda persistente, simétrica ou não, poupando tipicamente as ancas e os ombros. Nesta fase da doença, desenvolve-se a artropatia gotosa. Todas as articulações, e excecionalmente a coluna vertebral, podem ser afectadas **[37]**.

O aparecimento de tofos é caraterístico da gota crónica. São depósitos brancos, organizados em nódulos indolores. Variam em tamanho e encontram-se preferencialmente no pavilhão auricular, áreas periarticulares, particularmente nas mãos, e nas bursas do olécrano, estruturas pré-patelares e tendinosas (principalmente o tendão de Aquiles). O tophus subcutâneo pode ser encontrado em locais extra-articulares nas pernas e antebraços e, em menor grau, nas nádegas, coxas e parede abdominal. Estas localizações são indicativas de uma doença muito avançada.

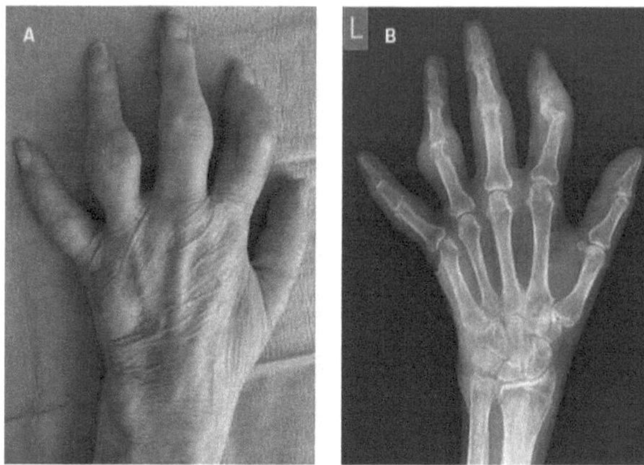

Figura 4: Artropatia microcristalina **[86]**

OUTROS TESTES [80-83]

V.1 Exame biológico

As análises sanguíneas (hemograma) podem revelar um aumento dos leucócitos (hiperleucocitose), da VS e da PCR. A uricemia é frequentemente normal (30%) durante os ataques agudos, daí a necessidade de a medir à distância do ataque. O diagnóstico definitivo da gota baseia-se na identificação direta de cristais de urato monossódico no líquido sinovial e na exclusão de artrite séptica. O líquido articular deve, portanto, ser puncionado com técnica asséptica. O líquido sinovial é inflamatório, com predominância de neutrófilos. Os cristais de urato monossódico, intracelulares ou extracelulares, são visíveis ao microscópio de luz polarizada, como cristais negativamente birrefringentes. A função renal (nível de creatinina e depuração) deve ser sistematicamente investigada. Procurar hipertensão arterial e perturbações metabólicas associadas à hiperuricemia (hipercolesterolemia, hipertrigliceridemia, hiperglicemia).

V.2 Imagens radiológicas [69]

Durante o ataque agudo inicial, o único sinal radiológico é um inchaço com espessamento dos tecidos moles periarticulares, que é totalmente específico. Na fase crónica tardia, as alterações induzidas são muito polimórficas e incluem :

- Inchaços de partículas moles resultantes de depósitos metabólicos crónicos, que são os tofos.

- A cartilagem pode ser o local de depósitos de ureia. Ocasionalmente, a gota pode manifestar-se como uma osteoartrose atípica, com tendência destrutiva e pouca reconstrução (poucos osteófitos). Esta situação é rara, uma vez que, na maioria dos casos, os danos na cartilagem são mínimos. Espaços articulares relativamente normais, no caso de artropatias muito erosivas, são um bom argumento a favor da doença gotosa.

- As erosões ósseas são a caraterística radiológica mais típica:

o As erosões são, na maioria das vezes, marginais assimétricas, justa ou para-articulares, ou mesmo localizadas à distância das articulações.

o Normalmente, trata-se de erosões circunscritas (em forma de biscoito) com um aspeto geodésico.

o As erosões crónicas tendem a apresentar margens ósseas elevadas, sugerindo um aumento progressivo dos tofos intra-ósseos. A elevação do córtex, induzindo neoformação periosteal focal, determina erosões muito características, com margens salientes.

o As erosões para-articulares com espículas ósseas marginais na superfície do tarso podem criar um aspeto bastante invulgar: o pé gotoso em forma de espiga.

o Nalguns casos, as expansões tópicas justa ou para-articulares podem ser volumosas, resultando numa artrite mutilante, ou assumir um aspeto quase tumoral, levando mesmo à amputação completa das falanges.

TRATAMENTO

Os tratamentos mais comuns para a gota são conhecidos desde há muito tempo, mas em alguns casos tornaram-se problemáticos ou mesmo contra-indicados, tornando o tratamento desta patologia complicado, nomeadamente nos idosos polipatológicos. Nos casos em que o tratamento convencional não é possível, foram recentemente oferecidas aos médicos outras opções terapêuticas, algumas das quais ainda em fase de experimentação. Vamos abordar em primeiro lugar o tratamento da crise aguda de gota, seguido dos tratamentos para reduzir os níveis de uricemia, com base nas recomendações do American College of Rheumatology (ACR) publicadas em 2012 e em dados recentes de investigação clínica [38,39].

VI.1 Objectivos [76]

- Alivia a dor dos ataques de gota;

- Reduzir os níveis de ácido úrico no sangue (utilização de hipouricémicos);

- Prevenir a recorrência de ataques de gota.

VI.2 Recursos
VI.2.1 Tratamento de crise

O principal objetivo do tratamento da crise de gota é o alívio da dor, que deve ser obtido rapidamente. De acordo com as recomendações do ACR (figura 2), o tratamento baseia-se nos seguintes elementos:

- O tratamento é medicamentoso.

- É iniciado precocemente, no prazo de 24 horas após o início da crise.

- O tratamento de redução da ureia deve ser mantido durante a crise.

- A educação dos doentes deve ser efectuada para que possam iniciar o tratamento antes de consultarem um médico no futuro.

O tratamento medicamentoso é escolhido de acordo com a intensidade da dor (de ligeira/moderada com EVA ≤ 6 a grave EVA>6) e o número de articulações afectadas (1 ou 2 articulações grandes ou algumas pequenas e mais de 4 articulações).

Para convulsões ligeiras a moderadas, o ACR recomenda três opções de tratamento:

- Anti-inflamatórios não esteróides (AINEs),

- -Corticóides sistémicos Corticóides sistémicos,

- Colchicina oral.

No caso de uma convulsão grave, uma combinação de :

- Colchicina e AINEs,

- Corticosteróides orais e colchicina,

- Corticosteróides intra-articulares e um dos tratamentos acima referidos.

Não foi proposta qualquer classificação entre os medicamentos. A eficácia esperada do medicamento escolhido, os resultados deste ou daquele tratamento em crises anteriores e as comorbilidades do doente são os factores que determinam a escolha do tratamento inicial.

VI.2.1.1 Tratamento medicamentoso

•Anti-inflamatórios não esteróides

O ACR reagiu da mesma forma que a Food and Drug Association (FDA) e a Agência Médica Europeia, recomendando AINEs em dose completa para as crises de gota. Os AINEs, que inibem a produção de prostaglandina-2 e ciclo-oxigenase, devem ser usados com precaução em casos de hipertensão arterial, insuficiência cardíaca, coronária, hepática ou renal, e em idosos **[40, 41]**. As contra-indicações incluem úlcera péptica ativa (UPD), insuficiência renal ou hepática grave e combinações de medicamentos como anticoagulantes, lítio, digoxina e diuréticos. As moléculas aprovadas pela FDA para o tratamento da gota são o naproxeno, a indometacina e o sulindac. No que respeita aos inibidores da ciclo-oxigenase-2, em caso de intolerância aos AINE convencionais e/ou de contra-indicações digestivas, ensaios aleatórios demonstram a eficácia do etoricoxib [43] e do lumiracoxib [44]. O lumiracoxib não é comercializado devido à sua elevada hepatotoxicidade. Um estudo comparativo de celecoxib versus indometacina [45] demonstrou a eficácia do celecoxib em doses elevadas (800 mg numa dose no dia 1, depois 400 mg no mesmo dia e 400 mg duas vezes por dia durante 7 dias). O ACR recomenda o celecoxib como tratamento de segunda linha em casos de intolerância ou contraindicação aos AINEs convencionais [39].

•Colchicina

A colchicina, um alcaloide tricíclico extraído do colchicum de outono (Colchicum autumnale), tem sido utilizada há mais de 2000 anos para tratar ataques de gota [46]. O seu principal mecanismo de ação baseia-se na inibição da polimerização dos microtúbulos do citoesqueleto através da ligação à β-tubulina, impedindo a função e a inibição da produção e da atividade da IL 1β [47, 48]. Em França, a colchicina continua a ser o tratamento de referência para as crises de gota. Tal como os AINE, a colchicina é recomendada pela EULAR como tratamento de primeira linha, mas apenas nas primeiras 36 horas após o início da crise [27].

O ACR recomenda o seguinte esquema:

- uma dose de carga de 1,2 mg (ou 1 mg se apenas estiverem disponíveis comprimidos de 0,5 mg)

- depois 0,6 mg (ou 0,5 mg) uma hora mais tarde,

- 0,6 mg 12 horas depois, uma ou duas vezes por dia (ou 0,5 mg duas ou três vezes por dia) até à resolução da crise [39].

Devido à sua toxicidade digestiva, a tendência atual é para reduzir as doses. A Sociedade Britânica de Reumatologia (BSR) e a EULAR recomendam doses baixas: 0,5 mg três vezes por dia [42, 27].

Em caso de insuficiência renal ligeira (depuração entre 50 e 80 ml/min) ou moderada (depuração entre 30 e 50 ml/min). Não é necessário ajustar a dose. No entanto, é necessário um controlo rigoroso para evitar possíveis efeitos secundários. Em caso de insuficiência renal grave (cl<30 ml/min), o tratamento não deve ser repetido mais do que uma vez de 2 em 2 semanas, sem necessidade de ajustamento da dose.

Nos doentes que necessitam de tratamento frequente, é preferível escolher outra opção terapêutica (recomendações da FDA).

•Corticóides sistémicos e intra-articulares

Os corticosteróides, agentes anti-inflamatórios derivados dos glucocorticóides sintéticos, são a escolha natural quando os AINEs e a colchicina estão contra-indicados **[49, 50].** Esta situação é relativamente comum nos idosos multipatológicos.

Os corticosteróides orais são recomendados pelo ACR se uma ou duas articulações forem afectadas. Se estiverem envolvidas uma ou duas articulações grandes, o ACR também recomenda corticosteróides intra-articulares, cuja dosagem se baseia no tamanho da articulação.

Se a injeção intra-articular não for possível (envolvimento poliarticular, escolha do doente ou articulação difícil de injetar), são recomendados corticosteróides orais (prednisona ou prednisolona) numa dose de pelo menos 0,5 mg / kg por dia durante 5 a 10 dias. Ou 2 a 5 dias com a dose completa e depois 7 a 10 dias com uma dose decrescente.

•Combinações terapêuticas

No caso de um ataque grave (VAS ≥ 7), ou se o ataque for poliarticular ou envolver uma grande articulação, recomenda-se a terapêutica combinada até à dose completa. A resposta pode ser incompleta apesar do tratamento inicial. Neste caso, o comité de peritos do ACR define o alívio inadequado da dor como uma redução da EVA inferior a 20% no primeiro dia. Nestes casos, recomenda-se que se reconsidere primeiro o diagnóstico e, em seguida, que se altere o tratamento entre os propostos ou que se acrescente uma molécula. No caso de uma resposta incompleta apesar do tratamento inicial, o comité de peritos do ACR define como alívio insuficiente da dor (medido por uma EVA) os seguintes casos

- menos de 20% nas primeiras 24 horas

- ou menos de 50% após 24 horas do início do tratamento. Em qualquer um destes casos, é aconselhável reconsiderar primeiro o diagnóstico e, em seguida, alterar o tratamento proposto ou adicionar outra molécula.

•Novos tratamentos para a artrite gotosa: Inibidores da IL-1β

A evidência de um papel importante do inflamassoma e da interleucina 1β (IL-1β) no desenvolvimento das crises gotosas agudas levou a uma avaliação da eficácia dos inibidores da IL-1β no tratamento das crises gotosas. O seu mecanismo é explicado na figura 5.

Três compostos mostraram resultados encorajadores: anakinra (Il-1Ra), rilonacept (Il1-Trap) e canakinumab. O anakinra é um inibidor do recetor recombinante. O rilonacept é uma proteína de fusão do recetor solúvel de Il-1. O canakinumab é um anticorpo monoclonal anti-Il-1β. O anakinra ainda não tem autorização de introdução no mercado para ataques de gota. O Rilonacept já não é comercializado em França. O canakinumab é indicado para a artrite gotosa grave (mais de 3 episódios por ano) refractária ou contra-indicada pelas terapias convencionais, numa dose de 150 mg por injeção subcutânea, que pode ser administrada como dose única ou repetida a intervalos de pelo menos 12 semanas. Para que o antagonismo da Il-1 seja o mais eficaz possível no tratamento das crises de gota, deve ser introduzido muito precocemente para travar os efeitos da cascata da Il-1, idealmente antes da libertação de outras citocinas. Por outro lado, a profilaxia com um antagonista da Il-1 no momento do início da terapêutica hipouricémica, na ausência de gota ativa, é teoricamente mais interessante e potencialmente muito eficaz. Os inibidores da Il-1 parecem ter um lugar no tratamento preventivo das crises de gota após a introdução da terapêutica hipouricémica, como demonstram dois estudos recentes: um primeiro estudo **[51]** avaliou o canakinumab em 432 doentes que iniciaram terapêutica com alopurinol. Os doentes foram divididos em 7 grupos de tratamento diferentes: um grupo que tomou colchicina na dose de 0,5 mg/d durante 16 semanas (controlo), e os outros 6 que receberam diferentes doses de canakinumab numa única injeção subcutânea (apenas um grupo "mensal" recebeu 3 doses de canakinumab, 50 mg no d1 e 25 mg nos d57 e d85). No final do estudo, a percentagem de doentes que tiveram pelo menos um ataque de gota durante as 16 semanas variou de 14,8 a 27,3 nos grupos do canakinumab versus 44,4 no grupo da colchicina (p < 0,05). As injecções múltiplas não melhoraram a eficácia. Um segundo estudo PRE-SURGE [52] foi realizado com o rilonacept, em 241 doentes com múltiplas crises anuais de gota e hiperuricemia crónica, que iniciaram tratamento com alopurinol 300 mg/d, seguidos durante 16 semanas. Os doentes foram divididos em 3 grupos: um grupo placebo, um grupo de rilonacept 80 mg subcutâneo semanal e um grupo de rilonacept 160 mg subcutâneo semanal. Os doentes receberam uma dose dupla de rilonacept (160 ou 320 mg) no dia 1, voltando à dose normal na semana seguinte.Os ataques de gota foram significativamente reduzidos nos 2 grupos de rilonacept em comparação com o grupo placebo. A percentagem de doentes com pelo menos um ataque de gota no S16 foi de 46,8% no grupo placebo, contra 18,8% e 16,3%, respetivamente, nos grupos de rilonacept 80 e 160 mg (p <0,005). Não houve diferença na ocorrência de eventos adversos graves entre os 3 grupos.

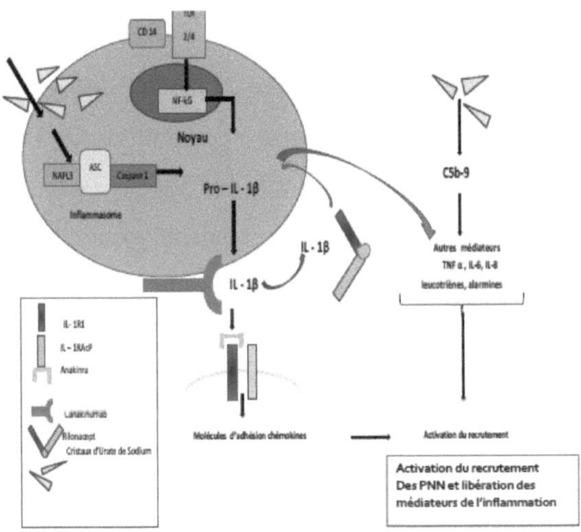

Figura 4: Diagrama de ação dos inibidores da IL-1β

VI.2.1.2 Tratamentos não medicamentosos :

O comité de peritos do ACR recomendou a utilização de gelo nas articulações dolorosas [39].

VI.2.2 Tratamento de fundo

A hiperuricemia, definida como uma elevação do ácido úrico sérico acima de 360 µmol/l em homens e mulheres, é encontrada em 5 a 30% da população geral [53]. O ácido úrico está associado a numerosas patologias renais e cardiovasculares, sendo uma das consequências destas patologias ou estando ligado a factores ambientais responsáveis, entre outras coisas, por disfunções orgânicas. É por isso que, antes de considerar um tratamento hipouricémico "para toda a vida", "para evitar prescrever demasiado cedo e estabelecer uma indicação definitiva, é essencial adotar uma abordagem holística da saúde do paciente.

•Educação dos doentes

Este é um dos pontos fundamentais na gestão da hiperuricemia, em doentes que frequentemente apresentam várias patologias e comorbilidades. Por este motivo, os doentes com hiperuricemia crónica devem ser alertados para o facto de esta estar associada a um maior risco de contrair inúmeras patologias. Alterações do estilo de vida, como uma dieta equilibrada, perda de peso, exercício físico, cessação tabágica e monitorização rigorosa das doenças associadas, são essenciais nestes doentes, que frequentemente têm associados um ou mais componentes da síndrome metabólica.

•Dieta pobre em purinas

Encontram-se níveis elevados de purinas nos seguintes alimentos [54]:

- Carne de vaca, de porco ou carne branca (frango, peru);

- Peixe (sardinhas, atum) e marisco (crustáceos);

- Alguns legumes como ervilhas, lentilhas, espargos, espinafres, cogumelos
- Todas as bebidas alcoólicas, especialmente a cerveja;

- Miudezas (moelas e rins).

Uma dieta sem purinas pode resultar numa redução de 15-20% ou 1,4 mg/dl na uricemia. Em contrapartida, uma dieta isolada dá geralmente lugar a uma dieta rica em hidratos de carbono e gorduras, com os seus efeitos na obesidade, hipertrigliceridemia e outros distúrbios metabólicos[55].

Por outro lado, vários estudos referem que a perda de peso está positivamente correlacionada com uma diminuição da uricemia, entre outros factores, e aumenta a depuração renal do ácido úrico.

Esta avaliação baseia-se em :

- perda de peso,

- uma dieta hipocalórica,

- uma dieta rica em fibras,

- redução do consumo de álcool.

O tratamento de primeira linha da hiperuricemia baseia-se numa dieta adequada, tendo em conta as comorbilidades associadas. De acordo com as recomendações da EULAR [58], os doentes hiperuricémicos com mais de dois ataques de gota por ano, artropatia crónica, tofos ou deformidades radiológicas relacionadas com a gota devem beneficiar de tratamento hipouricémico.Uma vez que os níveis de urato nos tecidos são comparáveis aos níveis de urato no soro, o objetivo do tratamento é manter a uricemia abaixo dos 6 mg/dl. Devido ao elevado risco de ataques de gota no início, a terapêutica hipouricémica não deve ser iniciada nos 15 dias seguintes a um ataque de gota. Deve ser combinada com a profilaxia da gota durante pelo menos 3 a 6 meses.

VI.2.3   Outros tratamentos medicamentosos

• **Alopurinol**

O alopurinol, um inibidor da purina xantina oxidase, é o tratamento hipouricémico histórico de primeira linha. A dose máxima de alopurinol para doentes com boa função renal é de 800 mg/dia. As doses devem ser aumentadas de duas em duas semanas, em incrementos de 100 mg, até se atingir um nível de 6 mg/dl (360 µmol/l). A dosagem também deve ser ajustada de acordo com a idade, o estado renal e a tolerância do doente.Para além da uricemia, a monitorização clínica e biológica é essencial. Clinicamente, a atenção centra-se na tolerância cutânea e digestiva; a litíase xantosa é rara nos casos de gota vulgar. A monitorização biológica inclui controlos semestrais do hemograma e das enzimas hepáticas (nomeadamente SGOT). A intolerância ao alopurinol manifesta-se no aparelho digestivo, com náuseas, vómitos e diarreia em 5% dos doentes, sem contraindicar o tratamento. Na pele, uma erupção cutânea eritematopapular ou eczematosa pruriginosa exige a interrupção definitiva do tratamento, uma vez que a reintrodução exporia o doente ao risco de síndrome de hipersensibilidade

(DRESS), uma síndrome grave com uma taxa de mortalidade de cerca de 20%.
[59, 60].

As doses iniciais elevadas de alopurinol (300 mg/d), a presença ou o início de
insuficiência renal e a terapêutica diurética favorecem a DRESS. O alopurinol
expõe os doentes ao risco de complicações neurológicas (neuropatia periférica,
síndrome de Guillain-Barré) e, excecionalmente, de acidentes hematológicos.
Um estudo de Perez-Ruiz e colaboradores mostrou que quase 50% dos doentes
renais tratados com alopurinol não conseguiram atingir a uricemia alvo de
360µmol/l **[61]**.

As contra-indicações referem-se principalmente às interacções medicamentosas,
nomeadamente com os antivitamínicos K (AVK) e a clorpropramida
(sulfonamida hipoglicemiante: risco de hipoglicemia, mais ainda nos doentes com
insuficiência renal). De notar a interação entre o alopurinol e a azatioprina, um
imunossupressor utilizado sobretudo em doentes transplantados de órgãos. O
alopurinol bloqueia o catabolismo dos anti-metabólicos purínicos, aumentando a
toxicidade e induzindo um risco de acidente hematológico. A utilização de
ampicilina com alopurinol também aumenta a frequência de erupções cutâneas.

•Febuxostato

É geralmente o tratamento de segunda linha em casos de contraindicação
(particularmente insuficiência renal moderada) ou intolerância ao alopurinol. É
prescrito numa dose diária de 80 mg/d e o nível-alvo de uricemia (inferior a 6
mg/dl) deve ser atingido no prazo de 2 a 4 semanas após o início do tratamento.
Caso contrário, a dose pode ser aumentada para 120 mg/d. Recomenda-se o
tratamento profilático contra ataques de gota durante 3 a 6 meses, devido ao
aumento do risco de ataques no início do tratamento hipouricémico. Os estudos
de fase III APEX **[77]** e FACT **[62]**, realizados em 2003 e 2004, demonstraram a
eficácia superior do febuxostat 80-120 mg/d em relação ao alopurinol 100-300
mg/d. No grupo do febuxostat, foi atingida uma uricemia inferior a 360 µmol/l em
48 e 65% dos doentes com 80 e 120 **mg/d**, em comparação com apenas 22%
com alopurinol e 0% com placebo. O efeito hipouricémico foi alcançado em

duas semanas e persistiu durante todo o estudo. No subgrupo de doentes com insuficiência renal (Cl Cr>30 ml/min), na dose de 100 mg/dia de alopurinol, o nível-alvo de uricemia não foi atingido. No mesmo grupo, os níveis alvo de uricemia foram de 44% e 45% com febuxostat 80 e 120 mg/d, respetivamente. O estudo sugere, por conseguinte, uma eficácia superior à do alopurinol, em particular nos casos de insuficiência renal moderada, em que as doses de alopurinol têm de ser adaptadas. Devido ao metabolismo predominantemente hepático, foram observadas transaminases elevadas. Foram também notificados casos de diarreia, cefaleias, náuseas e erupção cutânea. Foi observada uma incidência de eventos cardiovasculares no grupo do febuxostat nos estudos APEX e FACT (1,3 vs. 0,3 eventos por 100 doentes-ano) e na fase de extensão aberta (1,4 vs. 0,7 eventos por doente-ano), sem significado estatístico, enquanto o estudo americano CONFIRMS, de maiores dimensões, não encontrou eventos cardiovasculares [63]. Como precaução, o febuxostat não deve ser prescrito em casos de doença isquémica ou insuficiência cardíaca congestiva.

•Uricosúricos

Reduzem a uricemia aumentando a excreção urinária de ácido úrico. Daí o risco de litíase de ácido úrico, que deve ser prevenida através de uma hidratação abundante e do controlo do pH urinário, que deve ser mantido abaixo de 6, alcalinizando a urina se necessário. Estão, portanto, reservados aos doentes com gota, sem história de litíase e com uricosúria normal, mas continuam disponíveis após pedido de autorização de utilização temporária à AFSSAPS, para os doentes intolerantes ao alopurinol e cuja uricemia não é controlada pelo probenicida.

•Fenofibrato e Losartan

São hipolipidémicos e anti-hipertensivos, e são também uricosúricos. A sua eficácia é inferior à do alopurinol e do febuxostato, mas podem ser prescritos em doentes com gota preferencialmente pelas suas indicações.

• Uricase

Naturalmente presente na maioria dos mamíferos, a urato oxidase converte o urato em alantoína. O gene que codifica esta enzima foi inactivado no homem e nos macacos, o que explica concentrações fisiológicas próximas do limiar de solubilidade no homem.

• Rasburicase

Trata-se de uma uricase aspergilar recombinante, cuja autorização de comercialização limita a sua utilização à prevenção da hiperuricemia aguda na lise tumoral sob quimioterapia. O efeito hipouricémico é potente, mas foram notificados numerosos efeitos secundários (reacções alérgicas, desenvolvimento de anticorpos dirigidos contra a uricase) e a sua semi-vida é muito curta (menos de 24h). Este facto limita severamente a sua utilização.

• Pegloticase

Trata-se de uma uricase porcina recombinante peguilada administrada por via intravenosa de 2 em 2 semanas. Foi recentemente aprovada pela FDA para o tratamento da gota refractária aos hipouricémicos convencionais. Não é comercializado em França. Um estudo farmacocinético [64] demonstrou que uma única administração intravenosa de 4 a 12 mg de pegloticase assegurava uma atividade significativa da uricase no soro dos doentes durante 21 dias. Um ensaio de fase II [65] foi realizado em 41 doentes com gota grave e refractária. Receberam pegloticase em vários esquemas de administração, durante 12 a 14 semanas. A uricémia média desceu abaixo dos 360 µmol/l no espaço de 6 h para todas as doses. A dose óptima foi de 8 mg de 2 em 2 semanas. Foram observados anticorpos anti-pegloticase em 31 de 41 doentes, associados a uma diminuição da semi-vida da molécula. Os ataques de gota foram desencadeados em 88% dos doentes após a administração de pegloticase. Dois estudos de Fase III com a duração de 6 meses, randomizados em 3 braços (pegloticase 8 mg de 2 em 2 semanas, de 4 em 4 semanas ou placebo) 212 doentes com gota refractária [66]. Todos receberam colchicina e/ou cortisona antes da infusão. Os resultados mostraram uma clara redução da uricemia nos doentes tratados com pegloticase (47 e 38% de respondedores, sendo os respondedores definidos como tendo uricemia < 360 μmol/l durante 80% dos últimos 3 meses do estudo, versus 0 no braço placebo). Pelo menos um tophus desapareceu em 45% e 26% dos pacientes com pegloticase, versus 8% com placebo. Por outro lado, registou-se um aumento das crises gotosas durante os primeiros 3 meses após a introdução do pegloticase (75% e 81% versus 53% com o placebo). Por outro lado, verificou-se uma redução dos ataques gotosos nos últimos 3 meses do estudo (41% e 57% versus 67% no placebo).Os acontecimentos adversos notificados estão principalmente relacionados com reacções alérgicas, por vezes graves. Foram desenvolvidos anticorpos dirigidos contra a uricase em 59% dos doentes, o que conduziu a uma perda de eficácia do tratamento (com uricemia superior a 360 μmol/l).O Pegloticase requer, por conseguinte, uma vigilância apertada, tendo em conta os seus efeitos secundários alérgicos. Está igualmente contraindicado em caso de deficiência de G6PD.

•Ulodesina (BCX4208)

É um inibidor da purina fosforilase que actua a montante dos inibidores da xantina oxidase. Um estudo de fase II foi realizado em 278 pacientes gotosos com critérios de inclusão de uricemia > 360 μmol/l apesar de tomarem 300 mg/dia de alopurinol. Foram distribuídos aleatoriamente em 5 braços (ulodesina 5, 10, 20 ou 40 mg/d, ou placebo). A taxa de acontecimentos adversos foi comparável nos 5 grupos. Foi registada uma diminuição da contagem de linfócitos dependente da dose. No entanto, a taxa manteve-se estável durante o acompanhamento, mas levou a 15 descontinuações nos 2 braços que receberam as doses mais elevadas. Os resultados mostram que o nível-alvo de uricemia é atingido em 36% a 41% dos doentes nos grupos da ulodesina, em comparação com 22% no grupo do placebo. Esta molécula poderia tornar-se um adjuvante útil em doentes refractários ao alopurinol [67].

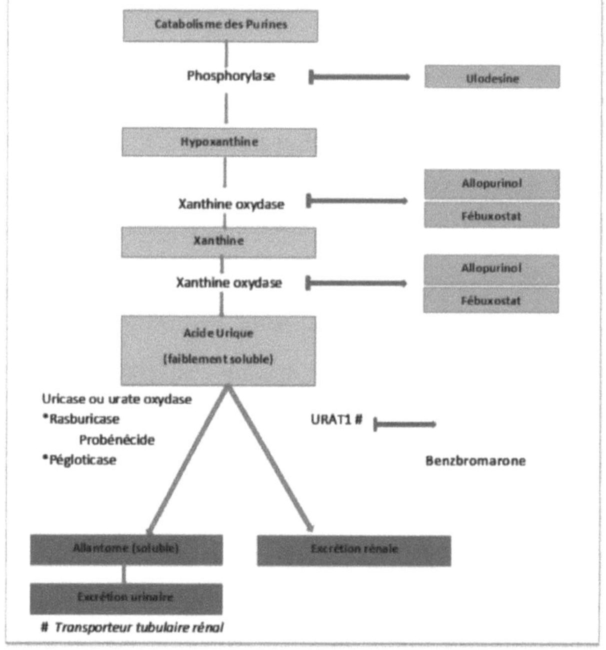

Figura 5: Formação de ácido úrico e mecanismo de ação dos tratamentos hipouricémicos **[87].**

VI.3 Indicações [69]

VI.3.1 Hiperuricemia isolada :

Atualmente, os autores são unânimes em considerar que a hiperuricemia isolada não deve ser tratada de forma sistemática, tanto mais que os efeitos secundários dos medicamentos hipouricémicos implicam alguns riscos graves. Devem ser privilegiadas medidas higiénicas e dietéticas. A única exceção é a ocorrência de hiperuricemia iatrogénica importante, nomeadamente no tratamento de doenças hematológicas malignas com citolíticos.

VI.3.2 Gota

Existem duas alternativas: alguns autores iniciam o tratamento hipo-uricémico logo após o primeiro ataque de gota, se a hiperuricemia estiver presente; outros, talvez os mais numerosos, esperam que ocorram vários ataques para iniciar o tratamento hipo-uricémico se os sintomas forem incapacitantes. Nos casos de gota crónica e de manifestações renais, o tratamento hipouricémico é imperativo.

CONCLUSÃO

Ao contrário de alguns países africanos e ocidentais, os estudos sobre a gota ainda são raros no Senegal.

REFERÊNCIAS

[1] Pierre Lafforgue, Virginie Legré.

Doenças e síndromes major, Artropatias microcristalinas

Módulo Pluridisciplinar n° 13 Reumatologia, Cirurgia Ortopédica, Cirurgia

Infantil, Faculdade de Medicina de Marselha DCEM 3, 2005

[2] Tony R. Merriman, Nicola Dalbeth. Genetic basis of hyperuricemia and gout

(Base genética da hiperuricemia e da gota). Revue du rhumatisme monographics

77(2010)328-334 329.

[3] Puig JG, Torres RJ.

Deficiência de hipoxantina-guanina fosforibosiltransferase (HGPRT): Síndrome de Lesch-Nyhan.

Orphanet J Rare Dis 2007;2:48

[4] Sébastien Faure.

Anti-gota. Ficha farmacoterapêutica prática. Actualités pharmaceutiques. n°

495.abril 2010

[5] Pascal Richette, Thomas Bardin.

Gota, Vol 375 23 de janeiro de 2010

[6] Annemans L

Spacpcn E, Gaskin M, Bonnemaire M, Malier V, Gilbert T, et al. Gout in the

UK and Germany: prevalence, comorbidities and management in general practice

2000-2005. Ann Rheum Dis. Jul 2008;67(7):960-6.

[7] LENNANE GA, ROSE BS, ISDALE IC. Gout in the Maori. Ann Rheum

Dis. junho de 1960;19:120-5.

[8] Klemp P, Stansfield SA, Castle B, Robertson MC. A gota está a aumentar na

Nova Zelândia. Ann Rheum Dis. Jan 1997;56(1):22-6.

[9] Wallace KL, Riedel AA, Joseph-Ridge N, Wortmann R. Increasing

prevalence of gout and hyperuricemia over 10 years among older adults in a

managed care population. J Rheumatol. agosto de 2004;31(8):1582-7.

[10] Lawrence RC, Helmick CG, Arnett FC, Deyo RA, Felson DT, Giannini

EH, et al. Estimativas da prevalência da artrite e de perturbações músculo-esqueléticas seleccionadas nos Estados Unidos. Arthritis Rheum. maio de 1998;41(5):778-99.

[11] Currie WJ. Prevalência e incidência do diagnóstico de gota na Grã-Bretanha. Ann Rheum Dis. abril de 1979;38(2):101-6.

[12] Kuo C-F, Grainge MJ, Mallen C, Zhang W, Doherty M. Rising burden of gout in the UK but continuing suboptimal management: a nationwide population study. Ann Rheum Dis. abril de 2015;74(4):661-7

[13] Arromdee E, Michet CJ, Crowson CS, O'Fallon WM, Gabriel SE. Epidemiology of gout: is the incidence rising? J Rheumatol. nov 2002;29(11):24036.

[14] Elliot AJ, Cross KW, Fleming DM. Seasonality and trends in the incidence and prevalence of gout in England and Wales 1994-2007. Ann Rheum Dis. Nov 2009;68(11):1728-33.

[15] Zhang W, Doherty M, Pascual E, Bardin T, Barskova V, Conaghan P, et al. Recomendações baseadas em provas da EULAR para a gota. Parte I: Diagnóstico. Relatório de um grupo de trabalho do Comité Permanente para Estudos Clínicos Internacionais Incluindo Terapêutica (ESCISIT). Ann Rheum Dis. outubro de 2006;65(10):1301-11.

[16] Ea H-K. [Mecanismos de inflamação da gota]. Presse Médicale Paris Fr 1983. sept 2011;40(9 Pt 1):836-43.

[17] Joosten LAB, Netea MG, Mylona E, Koenders MI, Malireddi RKS, Oosting M, et al. O envolvimento de ácidos gordos com o recetor 2 do tipo Toll impulsiona a produção de interleucina-1β através da via ASC/caspase 1 na artrite gotosa induzida por cristais de urato monossódico monohidratado. Arthritis Rheum. nov 2010;62(11):3237-48.

[18] Dalbeth N, Haskard DO. Mechanisms of inflammation in gout (Mecanismos de inflamação na gota). Rheumatol Oxf Engl. Sept 2005;44(9):1090-6.

[19] Lioté F, Ea H-K. Desenvolvimentos recentes na patogénese e gestão da inflamação induzida por cristais. Curr Rheumatol Rep. junho 2007;9(3):243-50.

[20] Lioté F, Prudhommeaux F, Schiltz C, Champy R, Herbelin A, Ortiz-Bravo E,et al. Inibição e prevenção da inflamação aguda induzida por cristais de urato monossódico monohidratado in vivo pelo fator de crescimento transformador beta1. Arthritis Rheum. julho de 1996;39(7):1192-8.

[21] Shi Y, Mucsi AD, Ng G. Monosodium urate crystals in inflammation and immunity (Cristais de urato monossódico na inflamação e imunidade). Immunol Rev. Jan 2010;233(1):203-17.

[22] Pétrilli V, Martinon F. The inflammasome, autoinflammatory diseases, and gota. Jt Bone Spine Rev Rhum. Dez 2007;74(6):571-6.

[23] Martinon F. Mechanisms of uric acid crystal-mediated autoinflammation (Mecanismos de auto-inflamação mediada por cristais de ácido úrico). Immunol Rev. Jan 2010;233(1):218-32

[24] Dalbeth N, Pool B, Gamble GD, Smith T, Callon KE, McQueen FM, et al. Caracterização celular do tofo gotoso: uma análise quantitativa. Arthritis Rheum. maio de 2010;62(5):1549-56.

[25] Dalbeth N, Smith T, Nicolson B, Clark B, Callon K, Naot D, et al. Enhanced osteoclastogenesis in patients with tophaceous gout: urate crystals promote osteoclast development through interactions with stromal cells. Arthritis Rheum. junho de 2008;58(6):1854-65.

[26] Bouchard L, de Médicis R, Lussier A, Naccache PH, Poubelle PE. Inflammatory microcrystals alter the functional phenotype of human osteoblast-like cells in vitro: synergism with IL-1 to overexpress cyclooxygenase-2. J Immunol Baltim Md 1950. 15 de maio de 2002;168(10):5310-7.

[27] Zhang W, Doherty M, Bardin T, Pascual E, Barskova V, Conaghan P, et al. Recomendações baseadas em evidências da EULAR para a gota. Parte II: Gestão. Relatório de um grupo de trabalho do Comité Permanente da EULAR para Estudos Clínicos Internacionais Incluindo Terapêutica (ESCISIT). Ann Rheum Dis. outubro de 2006;65(10):1312-24.

[28] **Hang Korng.** Da hiperuricemia à gota: fisiopatologia / Revue du

Rhumatisme 78 (2011) S103-S108

[29] J. Taillandier, M. Alemanni, C. Trivalle, M. Harboun. Prevalência de hiperuricemia em mulheres idosas. Revue du Rhumatisme 74 (2007) 1039-1208

[30] Alexandre So, Nathalie Busso. Novidades sobre a gota em 2012. Revue du Rhumatisme 79S (2012) A22-A26

[31] Graessler J, Graessler A, Unger S, Kopprasch S, Tausche A-K, Kuhlisch E, et al. Associação do transportador de urato humano 1 com a redução da excreção renal de ácido úrico e hiperuricemia numa população caucasiana alemã. Arthritis Rheum. Jan 2006;54(1):292-300.

[32] Dehghan A, Köttgen A, Yang Q, Hwang S-J, Kao WL, Rivadeneira F, et al. Association of three genetic loci with uric acid concentration and risk of gout: a genome-wide association study. Lancet. 6 de dezembro de 2008;372(9654):1953-61.

[33] Gérard Chalès. Da hiperuricemia à gota: epidemiologia da gota. Revista do Rumatisme 78 (2011) S109-S115

[34] Sylvie Rozenberg, La goutte médicamenteuse, Revue du Rhumatisme 74,150-152. 2007

[35] Choi HK, Ford ES, Li C, Curhan G. Prevalência da síndrome metabólica em doentes com gota: Third National Health and Nutrition Examination Survey. Arthritis Rheum. 15 de fevereiro de 2007;57(1):109-15.

[36] Richette P, Bardin T. Gout. Lancet. 23 de janeiro de 2010;375(9711):318-28.

[37] Hull RG. Gota poliarticular. Lancet. 20 de maio de 1989;1(8647):1142.

[38] Khanna D, Fitzgerald JD, Khanna PP, Bae S, Singh MK, Neogi T, et al. Directrizes do Colégio Americano de Reumatologia de 2012 para a gestão da gota. Parte 1: abordagens terapêuticas sistemáticas não-farmacológicas e farmacológicas à hiperuricemia. Arthritis Care Res. Out 2012;64(10):1431-46.

[39] Khanna D, Khanna PP, Fitzgerald JD, Singh MK, Bae S, Neogi T, et al. Directrizes do Colégio Americano de Reumatologia de 2012 para a gestão da gota. Parte 2: terapia e profilaxia anti-inflamatória da artrite gotosa aguda. Arthritis Care Res. outubro de 2012;64(10):1447-61.

[40] Janssens HJEM, Janssen M, van de Lisdonk EH, van Riel PLCM, van Weel C. Use of oral prednisolone or naproxen for the treatment of gout arthritis: a double- blind, randomised equivalence trial. Lancet. 31 de maio de 2008;371(9627):1854-60.

[41] Laine L, White WB, Rostom A, Hochberg M. Inibidores selectivos da COX-2 no tratamento da osteoartrite. Semin Arthritis Rheum. Dez 2008;38(3):165-87.

[42] Jordan KM, Cameron JS, Snaith M, Zhang W, Doherty M, Seckl J, et al. British Society for Rheumatology and British Health Professionals in Rheumatology guideline for the management of gout. Rheumatol Oxf Engl. agosto de 2007;46(8):1372-4.

[43] Rubin BR, Burton R, Navarra S, Antigua J, Londoño J, Pryhuber KG, et al. Efficacy and safety profile of treatment with etoricoxib 120 mg once daily compared with indomethacin 50 mg three times daily in acute gout: a randomized controlled trial. Arthritis Rheum. fevereiro de 2004;50(2):598-606.

[44] Willburger RE, Mysler E, Derbot J, Jung T, Thurston H, Kreiss A, et al. Lumiracoxib 400 mg uma vez por dia é comparável a indometacina 50 mg três vezes por dia para o tratamento de crises agudas de gota. Rheumatol Oxf Engl. julho de 2007;46(7):1126-32.

[45] Schumacher HR, Berger MF, Li-Yu J, Perez-Ruiz F, Burgos-Vargas R, Li C. Eficácia e tolerabilidade do celecoxib no tratamento da artrite gotosa aguda: um ensaio aleatório controlado. J Rheumatol. Sept 2012;39(9):1859-66.

[46] Schlesinger N, Schumacher R, Catton M, Maxwell L. Colchicine for acute gout. Cochrane Database Syst Rev. 2006;(4):CD006190.

[47] Terkeltaub RA. Atualização da colchicina: 2008. Semin Arthritis Rheum. junho de 2009;38(6):411-9.

[48] Nuki G. Colchicina: o seu mecanismo de ação e eficácia na inflamação induzida por cristais. Curr Rheumatol Rep. julho 2008;10(3):218-27.

[49] Janssens HJEM, Lucassen PLBJ, Van de Laar FA, Janssen M, Van de Lisdonk EH. Corticosteróides sistémicos para a gota aguda. Cochrane Database Syst Rev. 2008;(2):CD005521.

[50] Gaffo AL, Saag KG. Os glucocorticóides são equivalentes aos AINEs para o tratamento de crises de gota? Nat Clin Pract Rheumatol. Jan 2009;5(1):12-3.

[51] Schlesinger N, Mysler E, Lin H-Y, De Meulemeester M, Rovensky J, Arulmani U, et al. Canakinumab reduz o risco de crises de artrite gotosa aguda durante o início do tratamento com alopurinol: resultados de um estudo aleatório em dupla ocultação. Ann Rheum Dis. Jul 2011;70(7):1264-71.

[52] Schumacher HR Jr, Evans RR, Saag KG, Clower J, Jennings W, Weinstein SP, et al. Rilonacept (interleukin-1 trap) para a prevenção de crises de gota durante o início da terapêutica de redução do ácido úrico: resultados de um estudo de eficácia confirmatório, aleatório, em dupla ocultação, controlado por placebo, de fase III. Arthritis Care Res. outubro de 2012;64(10):1462-70.

[53] Rott KT, Agudelo CA. Gout. JAMA J Am Med Assoc. 4 de junho de 2003;289(21):2857-60.

[54] Wolfram G, Colling M. [Teor de purinas totais em alimentos seleccionados]. Z Für Ernährungswissenschaft. Dez 1987;26(4):205-13.

[55] Maclachlan MJ, Rodnan GP. Effect of food, fast and alcohol on serum uric acid and acute attacks of gout (Efeito da alimentação, jejum e álcool no ácido úrico sérico e ataques agudos de gota). Am J Med. Jan 1967;42(1):38-57.

[56] Gibson T, Rodgers AV, Simmonds HA, Court-Brown F, Todd E, Meilton V. A controlled study of diet in patients with gout. Ann Rheum Dis. abril de 1983;42(2):123-7.

[57] Dessein PH, Shipton EA, Stanwix AE, Joffe BI, Ramokgadi J. Beneficial effects of weight loss associated with moderate calorie/carbohydrate restriction, and increased proportional intake of protein and unsaturated fat on serum urate and lipoprotein levels in gout: a pilot study. Ann Rheum Dis. Jul 2000;59(7):539-43.

[58] Hamburger M, Baraf HSB, Adamson TC 3rd, Basile J, Bass L, Cole B, et al. 2011 Recomendações para o diagnóstico e gestão da gota e hiperuricemia. Postgrad Med. nov 2011;123(6 Suppl 1):3-36.

[59] Markel A. Allopurinol-induced DRESS syndrome. Isr Med Assoc J IMAJ. Out 2005;7(10):656-60.

[60] Roujeau J-C. Heterogeneidade clínica da hipersensibilidade aos medicamentos. Toxicology. 15 de abril de 2005;209(2):123-9.

[61] Perez-Ruiz F, Alonso-Ruiz A, Calabozo M, Herrero-Beites A, García-Erauskin G, Ruiz-Lucea E. Efficacy of allopurinol and benzbromarone for the control of hyperuricaemia. Uma abordagem patogénica para o tratamento da gota crónica primária. Ann Rheum Dis. setembro de 1998;57(9):545-9.

[62] Becker MA, Schumacher HR Jr, Wortmann RL, MacDonald PA, Eustace D, Palo WA, et al. Febuxostat compared with allopurinol in patients with hyperuricemia and gout. N Engl J Med. 8 de dezembro de 2005;353(23):2450-61.

[63] Becker MA, Schumacher HR, Espinoza LR, Wells AF, MacDonald P, Lloyd E, et al. The urate-lowering e safety of febuxostat in the treatment of the hyperuricemia of gout: the CONFIRMS trial. Arthritis Res Ther. 2010;12(2):R63.

[64] Sundy JS, Ganson NJ, Kelly SJ, Scarlett EL, Rehrig CD, Huang W, et al. Farmacocinética e farmacodinâmica da urato oxidase recombinante de mamífero PEGylated intravenosa em doentes com gota refractária. Arthritis Rheum. março de 2007;56(3):1021-8.

[65] Sherman MR, Saifer MGP, Perez-Ruiz F. PEG-uricase in the management of treatmentresistant gout and hyperuricemia. Adv Drug Deliv Rev. 3 de janeiro de 2008;60(1):59-68.

[66] Schlesinger N, Yasothan U, Kirkpatrick P. Pegloticase. Nat Rev Drug Discov. Jan 2011;10(1):17-8.

[67] Crittenden DB, Pillinger MH. Novas terapias para a gota. Annu Rev Med. 2013;64:325-37.

[68] P.Richette, T.Bardin.la lettre du Rhumatologue N°384-setembro de 2012.

[69] C.Sylla.A abordagem do tratamento da gota no serviço de Reumatologia do CHU de Point G em Bamako; tese de medicina, 2009-2010.

[70] M Mijiyawa, M Bouglouga Hyperuricemie et Goutte en zone intertropicale Rev Rhum 2003; 70: 152-156

[71] **Moustafa Mijiyawa, Owonayo Oniankitan** :Factores de risco de gota em doentes togoleses ;Revue du rhumatisme Volume 67, n° 8 páginas 621-626

(outubro de 2000)

[72] M Mijiyawa, O Oniankita Risk factors for gout in Togolese patients. Rev Rhum 2000; 67: 621-6.

[73] M C Boisier Goutte : in décision en Rhumatologie Edition Viget Paris 1996 ; 257-266

[74] T Bardin Arthropathies microcristallines du sujet âgé. Poliartrite e reumatismo inflamatório no idoso Rev Rhum 2003; 70: 180-199

[75] "Crise de gota" Rev Prescrire 2017; 37 (404): 442-445. Frédéric Lioté*, Thomas Bardin: **Revue du Rhumatisme 74 (2007) 160 -167 Traitement de la goutte ;** Fédération de rhumatologie, pôle locomoteur, center Viggo-Petersen, hôpital Lariboisière, APHP, 2, rue Ambroise-Paré, 75010 Paris, France.

[76] https://fr.wikipedia.org/wiki/Goutte_(doença)

[77] https://www.planetesante.ch/Magazine/Autour-de-la-disease/Rheumatism/Gout-a-rheumatism-in-full-expansion

[78] https://docplayer.fr/14033272-Imagerie-populaire-de-la-goutte-maladie- old-fashioned-unscientific-19th-century-she-was-responsible-for-every-evil-drop-remontee.html

[79] Guide pratique de rhumatologie 2nd edition, Bernard Mazière, Alain Cantagrel, Michel Laroche, Arnaud Constantin, Masson 2002, p66-73.

[80] COFER, conhecimento e prática em reumatologia. Masson Editeur, junho de 2004, Tournai-Bélgica

[81] G Kaplan, A Prier, Ph Vinceneux Rhumatologie pour le praticien ; SIMEP, Paris, 1990.

[82] F Leclereq, M G Malaise. Gout Rev Med 2004; 59: 274-280

[83] M Hilliquin La goutte : principales manifestations Concours Médical 2004 ; 126 : 1589-1592

[84] P Guggenbuhi, Y Pawlostsky, G Chalès O que há de novo na gota em 2002. Rev Rhum; 286: 17-26

[85] Buchard Rhumatismes iatrogènes Rev Med Suisse Romande 2004 ; 124 : 551-

555

[86] https://www.google.com/search?q=goutte+chronic&sxsrf=ACYBGNT

wn_oTkSw2kpdRBp9aiR4mL-

KZ8w:1575736993823&source=lnms&tbm=isch&sa=X&ved=2ahUKEwj6vZre_

aPmAhUsAWMBHaeqAW0Q_AUoAXoECBAQAw&biw=1366&bih=625#imgd

ii=V-5rKPe16lUgJM:&imgrc=9n1pYmyrmOBqVM:

[87] (Nouvelles données dans la goutte, G. Moutarde, la lettre du

Rhumatologue, suplemento ao n°390, março de 2013, p17).

ÍNDICE

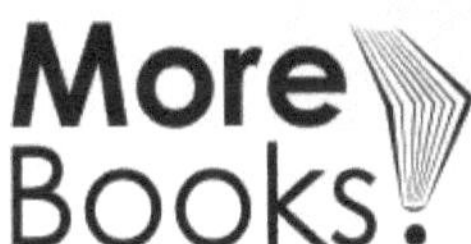

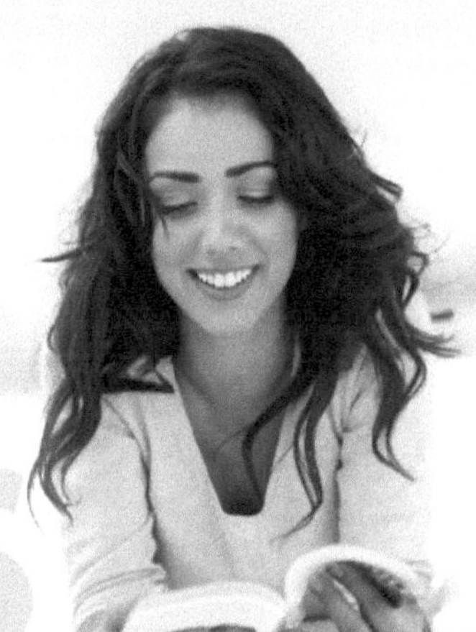

yes

I want morebooks!

Buy your books fast and straightforward online - at one of world's fastest growing online book stores! Environmentally sound due to Print-on-Demand technologies.

Buy your books online at
www.morebooks.shop

Compre os seus livros mais rápido e diretamente na internet, em uma das livrarias on-line com o maior crescimento no mundo! Produção que protege o meio ambiente através das tecnologias de impressão sob demanda.

Compre os seus livros on-line em
www.morebooks.shop

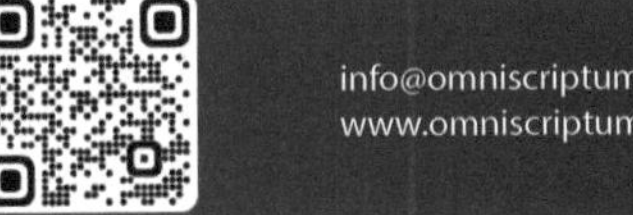

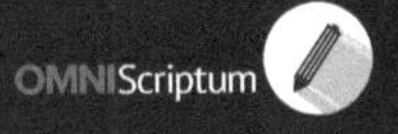

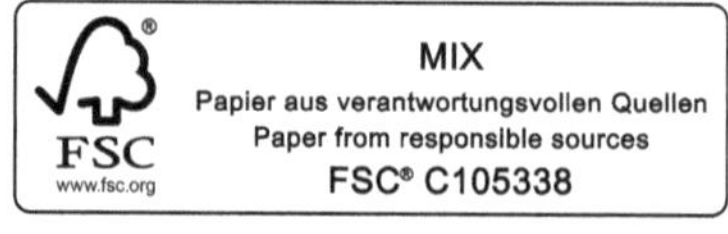

Printed by Books on Demand GmbH, Norderstedt / Germany